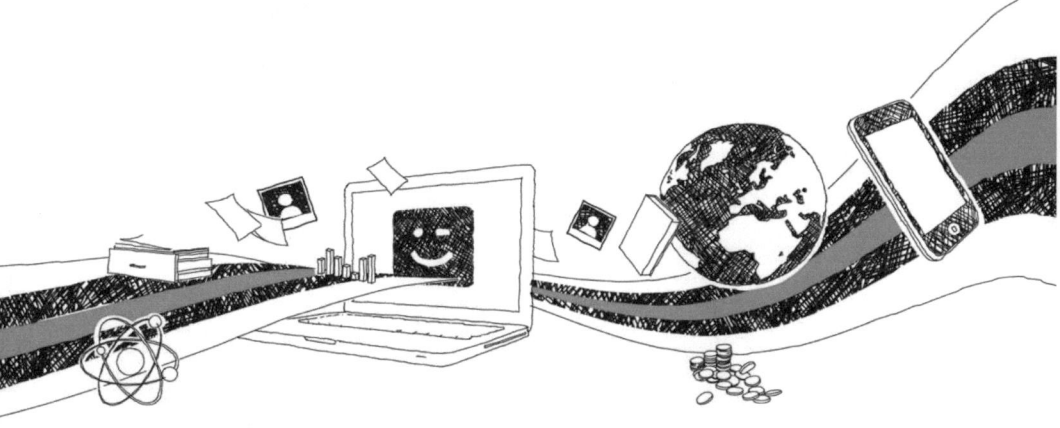
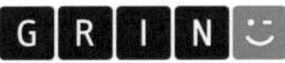

Feinstaub. Definition, Entstehung und Verbreitung

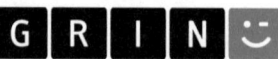

Bibliografische Information der Deutschen Nationalbibliothek:

Die Deutsche Nationalbibliothek verzeichnet diese Publikation in der Deutschen Nationalbibliografie; detaillierte bibliografische Daten sind im Internet über http://dnb.d-nb.de abrufbar.

ISBN: 9783346943842
Dieses Buch ist auch als E-Book erhältlich.

Druck und Bindung: Books on Demand GmbH, Norderstedt Germany
Gedruckt auf säurefreiem Papier aus verantwortungsvollen Quellen

Das vorliegende Werk wurde sorgfältig erarbeitet. Dennoch übernehmen Autoren und Verlag für die Richtigkeit von Angaben, Hinweisen, Links und Ratschlägen sowie eventuelle Druckfehler keine Haftung.

Das Buch bei GRIN: https://www.grin.com/document/1395601

Hausarbeit am Institut für Geographie und
Geologie der Universität Greifswald

Seminar: Allgemeine Physische Geographie
Sommersemester 2021

Feinstaub
(Definition, Entstehung und Verbreitung)

Lehramt Reg. Schule Geographie / Geschichte
Viertes Fachsemester

28.03.2021

Inhaltsverzeichnis

1. Einleitung

Die meisten Menschen werden mit hoher Wahrscheinlichkeit die Bilder kennen, auf denen Menschen mit Masken durch die Städte laufen, da die Luftverschmutzung so schlimm ist, dass sie die Gesundheit der Menschen gefährdet. Diese Bilder stammen meist aus dem asiatischen Teil der Welt, in dem rund vier Milliarden Menschen zusammen leben, arbeiten und damit auch zur Verschmutzung der Luft beitragen. Rund 92% der Bevölkerung atmet Luft ein, die von der Weltgesundheitsorganisation als gefährlich eingestuft wird (GASKELL 2019). Den gefährlichsten Schadstoff stellt $PM_{2,5}$ dar, Feinstaub der durch verschiedenste Quellen entsteht und im Grunde unaufhaltsam ist. Doch wie entsteht Feinstaub, wie verbreitet er sich, welche Konsequenzen hat das Einatmen für den Menschen und wie wird versucht das Problem zu lösen?

Gegenstand der Arbeit ist die Auseinandersetzung mit dem Thema Feinstaub, ein grundlegender Bestandteil der Luftverschmutzung weltweit. Luftverschmutzung ist heutzutage ein äußerst relevantes Thema, denn die Verschmutzung bedeutet gleichzeitig hohe gesundheitliche Risiken und hohe Gefahren für das Klima. Der Mensch selbst ist hauptverantwortlich für die toxische Belastung in den Städten und muss somit auch selbst etwas dagegen tun, denn die Natur ist zum einen eigens ein Feinstaubproduzent und zum anderen nicht in der Lage die Qualität der Luft von allein wieder zu verbessern.

Das Ziel der Arbeit soll es sein, die Entstehung und Verbreitung von Feinstaub näher zu beleuchten, sowie Gefahren für die menschliche Gesundheit aufzuzeigen und sich mit der Frage nach Lösungsansätzen zu beschäftigen. Vor allem die Entstehung ist dabei interessant, denn Feinstaub hat sehr viele Quellen, die unterschiedlicher nicht sein könnten. Gleichzeitig sind die Lösungsansätze ebenfalls in einer Vielzahl vertreten und in ihrer Entwicklung spannend zu beobachten. Um dem Ziel der Arbeit gerecht zu werden, werden Experteneinschätzungen und wissenschaftliche Arbeiten herangezogen. Dabei wird die physische Geographie mit der Humangeographie verknüpft, denn Feinstaub entsteht aus dem Wirken von Mensch und Umwelt.

Zu Beginn der Arbeit wird durch die Einleitung zum Thema geführt um folgend im zweiten Kapitel den Feinstaub zu definieren. Im dritten Kapitel der Arbeit wird sich mit Entstehung und Verbreitung von Feinstaub beschäftigt, was den wesentlichen Teil der Arbeit darstellt. Darauf folgt eine Aufstellung der gesundheitlichen Risiken für den Menschen sowie die möglichen Gefahren für die Umwelt. Im fünften Kapitel werden knapp einige Lösungsansätze aufgezeigt, folgend ein Fazit gezogen, welches den Schluss markiert.

2. Definition von Feinstaub

Der Begriff Feinstaub definiert sich von selbst schon sehr gut, denn im Grunde geht es dabei um feinen Staub, also Teilchen in der Luft, die nur langsam zu Boden sinken. Weiterhin bezeichnet Schwebstaub oder englisch „Particulate Matter" ebenfalls den Feinstaub. Aus der englischen Übersetzung leitet sich die gängige Abkürzung PM ab, welche sich dann bei der Einteilung nach Größe der Partikel wiederfindet. Mit dem menschlichen Auge können die einzelnen Feinstaubpartikel oftmals nicht erfasst werden, denn ihr Größenbereich liegt zwischen Milliardstel Metern (Nanometer, nm) und 100 Millionstel Metern (Mikrometer, µm). Dabei hat die Forschung eine Größeneinteilung festgelegt, welche drei Größen umfasst. Beginnend mit PM_{10} sind die Teilchen dabei kleiner als 10 Mikrometer in ihrem aerodynamischen Durchmesser. Darauf folgt die Größenordnung $PM_{2,5}$, in der Teilchen mit einem Durchmesser von unter 2,5 Mikrometer berücksichtigt werden. Ultrafeine Partikel bilden die dritte Größe mit einem Durchmesser von weniger als 0,1 Mikrometer. Zusammenfassend beschreibt der Begriff Gesamtschwebstaub alle Teilchen, die einen Durchmesser von weniger als 60 Mikrometer haben. Weiterhin gibt es auch technische Nanopartikel, die kleiner als 100 Nanometer sind und teils zu den ultrafeinen Stäuben zählen können. (UBA 2009: S. 3)

Die Charakterisierung des Feinstaubs durch den PM-Standard erfolgt immer über den aerodynamischen Durchmesser und wird in Mikrometer (µm) angegeben. Die zwei gebräuchlichen Größenklassen PM_{10} und $PM_{2,5}$ sind mit dem menschlichen Auge nicht zu erfassen, dagegen ist größerer normaler Schwebstaub durchaus sichtbar. Darüber hinaus ist es möglich den Feinstaub nicht nur nach der Größe einzuteilen, sondern auch nach der Entstehung. Demnach wird Feinstaub, welcher aus einer primären Quelle stammt, wie beispielsweise aus Verbrennungsprozessen, Primärfeinstaub genannt. Zum einen der Primärfeinstaub, zum anderen der Sekundärfeinstaub, welcher aus gasförmigen Substanzen, wie beispielsweise Ammoniak oder Kohlenwasserstoffe entsteht. (WENGER 2015, S. 40)

Um den Sachverhalt Feinstaub weiter zu definieren und zu charakterisieren lässt sich ein Blick auf die Zusammensetzung nicht vermeiden. Feinstaub setzt sich aus vielen verschiedenen Bestandteilen zusammen und die Anteile in Prozent variieren je nach Ort der Messung. Einige der wichtigsten und häufigsten Bestandteile von Feinstaub sind semivolatile organische Verbindungen, Ruß, Nitrat, Sulfat, Ammonium, Eisenoxid, Chlorid und Calciumoxid. (WENGER 2015, S. 40)

3. Entstehung und Verbreitung von Feinstaub

Der Feinstaub definiert sich dadurch, dass die kleinen Teilchen, die in der Luft schweben nicht sofort zu Boden gehen und somit über einen bestimmten Zeitraum in der Atmosphäre verweilen. Dabei ist das Verhalten der Teilchen in der Luft stets unterschiedlich. Es kann dazu kommen, dass sich mehrere Partikel des Feinstaubs miteinander verbinden, was dazu führt, dass sie dann nicht mehr in die Kategorie PM_{10} fallen, denn sie gewinnen an Größe, welches die Definition der PM_{10} Größenordnung überschreitet. Spannend sind auch die Beobachtungen der Forschung, wenn es zu Regen kommt. Dabei umschließen die Tropfen die Teilchen und sinken gemeinsam zu Boden, allerdings werden die Teilchen beim verdampfen des Regenwassers wieder freigesetzt. Wie lange die Teilchen in der Luft bleiben bevor sie zu Boden sinken, hängt von der Größe, Form und Masse ab. Größerer Feinstaub, beispielsweise der Kategorie PM_{10}, sinkt schneller und durch Erdanziehung zu Boden, wohingegen die Teilchen der Kategorie $PM_{2,5}$ wahrscheinlich auf Niederschlag angewiesen sind, denn sie sind zu klein um von der Erdanziehungskraft beeinflusst zu werden. Daraus lässt sich schließen, dass Feinstaub über sehr große Distanzen hinweg transportiert werden kann und nicht am Ort der Erzeugung verweilt. (WENGER 2015, S. 40–41)

Für die Entstehung von Feinstaub gibt es im Grunde zwei Ursachen, entweder entsteht er auf natürliche Weise oder wird durch den Menschen verursacht. Natürliche Ursachen oder Entstehungsquellen sind beispielsweise Vulkane, Meere, natürliche Waldbrände, Pollen, Sporen oder Bodenerosion, aber auch Bakterien oder Partikel aus abgestorbenen oder abgeriebenen organischen Resten können Ursachen sein. Zu den von Menschen verursachten Quellen des Feinstaubs zählen am häufigsten Verkehr, Kraft- und Heizwerke, Abfallverbrennungsanlagen, Heizungsanlagen, Schüttgutumschlag und Bau- und Industrie- prozesse. Der Unterschied zwischen den zwei Entstehungsquellen ist, dass die anthro- pogenen Quellen meist eine erhöhte Toxizität aufweisen und dadurch gefährlicher sind. (FIS 2010)

Feinstaub wird durch natürliche und durch anthropogene Ursachen hervorgerufen, dabei lassen sich die anthropogenen in drei Haupterzeuger unterteilen: KFZ, Industrie bzw. Landwirtschaft und private Haushalte. Die Belastung durch Feinstaub variiert zwischen Orten, wobei nur 10% der Partikel ihren Ursprung in der Belastung durch den Menschen haben. Dabei ist jedoch zu beachten, dass es auf lokaler bzw. regionaler Ebene einen beachtlichen Unterschied zur Grundgesamtheit gibt, denn in Ballungsgebieten ist die durch den Menschen verursachte Feinstaubbelastung deutlich größer als in regionalen Gebieten. (WENGER 2015, S. 41)

In spezieller Betrachtung der durch gängige Kraftfahrzeuge hervorgerufenen Belastung gibt es mehrere Quellen der Erzeugung von Feinstaub. Zum einen entsteht Feinstaub durch den Abrieb der Bremsbelege und Reifen, zum anderen durch die Dieselrußemission und weiterhin auch durch das Aufwirbeln von Teilchen der Fahrbahnbeläge (WENGER 2015, S. 41). Vor allem Dieselmotoren sind relevant für die Umweltbelastung, denn die Dieselrußemission entsteht durch unvollständige Verbrennung von Dieselkraftstoff. Da Dieselmotoren meist in sämtlichen gewerblichen Maschinen und Fahrzeugen eingesetzt werden, ist die Belastung hier sehr hoch. Weiterhin ist die Partikelemission aus Abrieb von Reifen und Bremsbelägen ein Grund für die Umweltbelastung durch den Menschen. Die Kräfte, die vom Rad auf die Fahrbahn übertragen werden sollen, können nur übertragen werden, wenn dazwischen Reibungskräfte wirken. Bei diesem Vorgang werden beispielsweise Partikel aus der Reifenoberfläche gelöst, welche dann in die Atmosphäre gelangen. Außerdem kommt es dazu, dass durch fahrende Kraftfahrzeuge bereits sedimentierter Staub wieder aufgewirbelt wird und somit zurück in die Luft gelangt. Wie stark die Belastung der einzelnen Fahrzeuge letztendlich ist, hängt stark von der Fahrweise ab sowie von der Beschaffenheit der Fahrbahn. (HAINSCH 2004, S. 30–34)

Im Industrie- und Landwirtschaftssektor wird ebenso ein Großteil des Feinstaubs verursacht. Dabei gibt es unterschiedliche Möglichkeiten, wie dieser entstehen kann. Zum einen können in der Landwirtschaft sekundäre Feinstaubpartikel aus chemischen Reaktionen hervorgehen, die beispielsweise in der Tierhaltung durch Austritt von gasförmigen Stoffen wie Ammoniak entstehen. Gegenüber den sekundären Partikeln können primäre bei der Feldbearbeitung entstehen. (WENGER 2015, S. 42) Zusätzlich entstehen in der Landwirtschaft noch andere Gase, die die Umwelt beeinflussen, wie beispielsweise die Treibhausgase durch die Tierhaltung, wobei im Jahr 2008 rund 17% allein durch Rinderhaltung kommen (RIPPEL 2012). Im wesentlichen lässt sich hier die Frage nach dem Konsumverhalten einbinden. Wie viel Konsum muss durch die Landwirtschaft wirklich gedeckt werden und sollten nicht lieber Alternativen unterstützend zur Konsumdeckung wirken bzw. sollte das individuelle Konsumverhalten jedes einzelnen hinterfragt werden.

Wird ein Blick auf die Industrieprozesse in Verbindung mit der Feinstaubbelastung geworfen, sind dabei auch beachtliche Unterschiede festzustellen. Vor allem in der Metallindustrie ist der Belastungsanteil mit 58,1% am höchsten. Durch Verarbeitungsprozesse bei sehr hohen Temperaturen entstehen Emissionen aus Einzelquellen sowie aus diffusen Quellen. Diffuse Quellen, die einen erhöhten PM_{10}-Staubanteil aufweisen sind beispielsweise Hallen, Tore, Fenster, Lagerung oder Umschlag. Aber auch andere Branchen haben einen beachtlichen Belastungsanteil zu verzeichnen. Demnach tragen Unternehmen mit Schwerpunkt auf Steine, Glas oder Keramik mit 21,8% zur Belastung bei. Nahrungs- und Futtermittelindustrie

(1,3%) sowie Industrie zur Verwertung und Beseitigung von Abfällen (0,7%) sind entgegen der Erwartungen nur geringe Anteilshaber. (HAINSCH 2004, S. 30)

Eine weitere Quelle mit hoher Gewichtung in Bezug auf den Belastungsanteil der Umwelt durch Feinstaub stellt der Hausbrand dar. Als Hausbrand wird die Erzeugung von Heizwärme und Warmwasser bezeichnet, die durch Kleinfeuerungsanlagen funktioniert. Diese werden mit Erdgas, Kohle, Öl oder Holz betrieben, wobei Erdgas kein Erzeuger von Partikeln ist und somit irrelevant ist. Bei der Verwendung dieser Stoffe zur Wärmeerzeugung ist der Belastungsanteil nicht immer gleich, so schwankt der Anteil je nach Art der Verbrenner und je nachdem welches Öl oder welche Kohleart verwendet wird. Beim Hausbrand fallen ungefähr 90% der Partikel in die Kategorie PM_{10}. Allerdings ist die Belastung durch Hausbrand fallend, da vermehrt Erdgas eingesetzt wird. (WENGER 2015, S. 42)

Dem entgegen stehen die natürlichen Ursachen für Feinstaubbelastung. Auf globaler Ebene tragen die natürlichen Ursachen den wesentlichen Anteil bei, beispielsweise durch Winderosion, Seaspray, Waldbrände oder Vulkanausbrüche. Durch die Windaktivität, die auf die Erdoberfläche wirkt, wird Erdmaterial und auch Partikel von den Oberflächen von Pflanzen durch die Luft transportiert. Diese Partikel werden aufgewirbelt und abtransportiert, oftmals auch über weite Entfernungen. Allerdings sind die abgetragenen Partikel oftmals in der Kategorie des Grobstaubs zu verbuchen, dennoch nicht ausschließlich und somit fallen einige Partikel auch in den PM-Standard. Als tragendes Beispiel sind die Wüstenstürme zu nennen, die mineralisches Material aus der Wüste Gobi oder der Sahara mehrere tausend Kilometer weit transportieren können. Eine weitere natürliche Aerosolpartikelquelle stellt der Vorgang des Seasprays dar. Die maritimen Aerosole kommen überwiegend durch die Seesalzemission (Seaspray). Dabei erfolgt die Emission der Partikel dadurch, dass Spritzwasser in die Atmosphäre gelangt. Schaumköpfe auf dem Wasser enthalten zum Beispiel viele Luftblasen, welche zum Seaspray-Phänomen führen können. Seaspray stellt vor der Winderosion in Betracht auf die Belastung durch Feinstaub die gewichtigste direkte natürliche Quelle dar. (HAINSCH 2004, S. 27–28)

Weitere Quellen der Entstehung von Feinstaub sind Vulkanismus, Biogene Quellen und Biomasseverbrennung. Durch Vulkanausbrüche und Waldbrände werden Partikel und Gase in großen Mengen freigesetzt, wobei die freigesetzten Gase eher Langzeitwirkungen auf die Gesundheit aufweisen. Durch solche Naturphänomene treten meist regional kurzzeitig extrem ausgeprägte Belastungen durch Feinstaub auf. Primäre Biogene Quellen stammen von lebenden Organismen, darunter Viren, Bakterien, Algen, Pilzen, Pollen und Sporen. Auch Insektenteile, Hautteilchen von Tieren und Menschen können zur Belastung beitragen. (HAINSCH 2004, S. 28)

Zusammengefasst lässt sich erkennen, dass Feinstaub einer Vielzahl von Quellen entspringt und somit große Probleme für Individuen darstellen kann. Dies einzudämmen ist in vielerlei Hinsicht keine einfache Aufgabe, aber dennoch nötig um die menschliche Gesundheit nicht zu sehr zu gefährden. Feinstaub kann durch Wind über sehr lange Strecken transportiert werden, bedeutet im Umkehrschluss, dass es nicht ausreicht, den Lösungsansatz auf starke Entstehungsgebiete zu beschränken. Dadurch, dass die Belastung zu rund 90% durch natürliche Quellen (HAINSCH 2004, S. 27) auftritt, ist es allemal schwer geeignete Problemlösungen zu entwickeln. Dahingehend ist es aber umso erstrebenswerter, die anthropogenen Quellen in ihrer Ausdehnung zu reduzieren und auf eine gesündere Umwelt hinzuarbeiten. Auf Gefahren für die menschliche Gesundheit und Lösungsversuche, um die Belastung einzudämmen, wird in den nächsten zwei Kapiteln eingegangen.

4. Konsequenzen für Umwelt und Gesundheit

Für den Menschen können Feinstaubpartikel unter Umständen sehr gefährlich werden, eine Auswirkung kann beispielsweise Krebs sein. Dabei erhöht sich das Gesundheitsrisiko, je kleiner die Partikel sind, denn kleinere Partikel können im Gegensatz zu größeren tiefer in den Körper eindringen. Faktoren für die Auswirkungen werden durch Tiefe und dem Verbleiben am Wirkungsort beschrieben. Die größeren Partikel bleiben demnach schon in den oberen Teilen der Atemwege stecken, wohingegen die kleineren sogar bis in die Lunge vordringen können. Die gravierendste Auswirkung auf die menschliche Gesundheit weisen wohl die ultrafeinen Partikel auf, denn diese können von den Lungenbläschen aus (WENGER 2015, S. 41) direkt in den Blutkreislauf gelangen, wo sie erheblichen Schaden verursachen können. Weiterhin können sich an der Oberfläche der Partikel Schwermetalle und polyzyklische aromatische Kohlenwasserstoffe (PAK) anhaften, welche unter anderem kanzerogen, also krebserzeugend wirken. Kleinere Partikel haben im Verhältnis zu ihrem Volumen eine größere und somit belastbarere Oberfläche. Da kleine Partikel tiefer in den Körper gelangen können und eine größere Ablagerungsfläche für belastende Schwermetalle o. ä. besitzen, stellen sie das größte Gesundheitsrisiko dar. (UBA 2009, S. 4)

Feinstaub ist im Gegensatz zu anderen Schadstoffen, die in der Luft zirkulieren, immer gefährlich. Allerdings werden Partikel, die den PM-Standard überschreiten, bereits von Nase, Mund und Rachen zurückgehalten, bedeutet dennoch nicht, dass diese ungefährlich sind. Partikel die den PM-Standard erfüllen, sind wie bereits erwähnt eine hohe Belastung für den menschlichen Körper. Dadurch, dass Atmung und Blutkreislauf miteinander verbunden sind, kommt es in Verbindung mit der Feinstaubbelastung zur negativen

Korrelation der beiden Systeme. Christel Kappis hat in einer Studie von 2007 die Kurz- und Langzeiteffekte von PM_{10} gegenübergestellt, welche letztendlich mit erhöhter Mortalität enden. Folgend sind ihre Ergebnisse in einer Tabelle zu finden. Laut Wenger fand eine Studie der Europäischen Kommission 2005 heraus, dass vor allem durch Feinstaub jährlich ca. 370.000 Menschen vorzeitig sterben, außerdem sinkt die Lebenserwartung um ca. 9 Monate. (WENGER 2015, S. 41)

Kurzzeiteffekt	Langzeiteffekt
Entzündungen in der Lunge	Zunahme der Symptome im unteren Atemtrakt
Symptome im Atemtrakt	Reduzierte Lungenfunktion
Effekte auf das Herz-Kreislaufsystem	Chronische Bronchitis
Zunehmender Medikamentenbedarf	Zunahme von Asthma
Zunahme von Krankenhausaufnahmen	Reduzierte Lebenserwartung
Erhöhung der Mortalität	

Quelle: KAPPIS 2007

Studien haben ebenso herausgefunden, dass Partikel aus Verbrennungsprozessen als überaus gesundheitsschädlich gelten. Feinstaub kann zusammengefasst Lungenerkrankungen und Herzkreislauferkrankungen auslösen, was im schlimmsten Fall bis zum Tod führen kann. Höchstwahrscheinlich sind in jedem Fall die Auswirkungen auf den gesamten Körper, besonders in Betracht auf die Entwicklung eines Kindes im Mutterleib und Lungen- und Gehirnentwicklung von Kindern. Feinstaub kann ebenso zu Diabetes und Demenz führen. (PETERS, et al. 2019)

Auf das globale Klima hat der Feinstaub auch Auswirkungen, die negativ zum Klimawandel beitragen. Vor allem die Rußpartikel, die bei der unvollständigen Verbrennung entstehen, gelangen durch den Transport an Pole oder auf Gletscher. Dort werden Eisschichten verdunkelt, was dazu führt, dass das Sonnenlicht absorbiert wird. Dies führt dann dazu, dass das Abschmelzen der Eisschichten beschleunigt wird, was wiederum die Wolkenbildung und Niederschlagsverhältnisse beeinflusst. (BUND e.V.) Der Treibhauseffekt wird durch den Ausstoß von $CO2$, Methan und Ruß begünstigt und trägt somit maßgeblich zum Klimawandel bei. (LUFTBUDE)

5. Lösungsansätze zur Verringerung der Feinstaubbelastung

Um die Belastung durch Feinstaub einzugrenzen gibt es verschiedenste Lösungsansätze. Ein Ansatz aus der Politik ist beispielsweise ein EU-weiter Grenzwert für die PM$_{10}$-Kategorie. Dabei liegt die Grenze für den Tagesmittelwert bei 50 µg/m3 und für den Jahresmittelwert bei 40 µg/m3. Der Tagesmittelwert darf dabei 35 mal im Jahr überschritten werden, was allerdings in den letzten Jahren mehrfach nicht eingehalten werden konnte. Weiterhin gibt es verschiedene Reduzierungsmaßnahmen mit Aufteilung auf Nicht-technische Maßnahmen und technische Maßnahmen. Nicht-technische Maßnahmen sind unter anderem Umweltzonen in Innenstädten, in denen nur bestimmte Fahrzeuge fahren dürfen. Dazugehörig gibt es für jedes Fahrzeug Umweltplaketten, die bestimmen, welches Fahrzeug in einer Umweltzone fahren darf oder nicht. Um die Belastung zu reduzieren, wird auch appelliert den ÖPNV oder das Rad zu nutzen, sowie über Geschwindigkeitsbegrenzungen diskutiert. Technische Maßnahmen sind zum Beispiel in PKWs in Form von Rußpartikelfiltern zu finden, welche die Partikel aus den Abgasen herausfiltern sollen. In der Industrie wird als Verringerungsmaßnahme auf verbesserte Abgasreinigung und modernere Entstaubungstechnik gesetzt. Zuletzt wird in der Landwirtschaft ebenso über Lösungen diskutiert. Ansätze dabei sind unter anderem Verkürzung der Mastdauer oder Abluftanlagen in Ställen. Geht es um Pflanzenanbau sollen optimierte Düngermengen und verringerter Einsatz von Harnstoffdüngern die Belastung durch Feinstaub reduzieren. (WENGER, S. 43–44)

6. Fazit

Mit dieser Arbeit sollte betrachtet werden, wie Feinstaub definiert wird, wie er entsteht und wie er sich verbreitet. Außerdem sollte dabei auf die gesundheitlichen Auswirkungen für den Menschen eingegangen werden sowie auf die Konsequenzen für die Natur. Zuletzt sollten Lösungsansätze aufgezeigt werden. Mithilfe der Auswertung von Expertenmeinungen und umfassenden Ergebnissen der Wissenschaft wurden Entstehung, Verbreitung, Risiken und Konsequenzen sowie Lösungsansätze diskutiert und veranschaulicht.

Während der Arbeit kam zutage, dass Feinstaub einer der gefährlichsten Bestandteile in der Gesamtheit der Luftverschmutzung ist und dass dieser vor allem durch den Menschen verursacht wird, aber auch natürliche Ursachen haben kann. In der globalen Gegenüberstellung kam heraus, dass ca. 90% der Verschmutzung durch natürliche Ursachen entstehen, dagegen nur 10% durch anthropogene Quellen (vgl. Kapitel 3). Dahingehend muss bedacht werden, dass die Messungen und die damit zusammenhängenden oft sehr hohen Werte hauptsächlich in Ballungsgebieten entstehen. Somit sorgt der Mensch in Gebieten, in denen viele Menschen leben, selbst für einen erhöhten Wert der Feinstaubbelastung. Um die Belastung in diesen Gebieten nachhaltig zu reduzieren, sind Maßnahmen nötig, die für jeden umsetzbar sind. Jeder einzelne muss sich dahingehend hinterfragen, wie sehr das Verhältnis zwischen Aufwand zur Reduzierung der Belastung und dem Gesundheitsrisiko für den Einzelnen relevant ist. Durchaus kann jeder Mensch dazu beitragen die Feinstaubbelastung zu reduzieren, sowie die Politik ihre Mittel und Wege teilweise schon gefunden hat.

Mit hoher Wahrscheinlichkeit wird das Thema Feinstaub in Zukunft ein viel diskutiertes und viel erforschtes Thema sein. Da es immer neuen Techniken zur Lösung der Probleme bedarf, muss sich die Forschung mit dem Thema auseinandersetzen um Mensch und Umwelt nachhaltig zu schützen. Ebenso wird es weiterhin ein sehr politisches Thema sein, denn sämtliche Länder, Staaten und Kontinente sind in diesem Zusammenhang eng miteinander verbunden. Durch viel Engagement in Politik und Forschung lässt sich hoffen, dass die Luftverschmutzung in Zukunft weiter eingedämmt werden kann.

Literaturverzeichnis

BUND e.V. (o.J.): Feinstaub. Eine Gefahr für Gesundheit und Klima, URL: https://
www.bund.net/themen/mobilitaet/schadstoffe/feinstaub/ (Abrufdatum: 26.03.2021).

FORSCHUNGSINFORMATIONSSYSTEM (FIS) (2010): Ursachen und Entstehung von
Feinstaub, URL: https://www.forschungsinformationssystem.de/servlet/is/327388/
(Abrufdatum: 25.03.2021).

GASKELL, V. (2019): Wie kann Asien die schwerwiegende Luftverschmutzung beenden,
während die wirtschaftliche Entwicklung immer weiter aufschwingt?, URL: https://
www.globalgroundmedia.com/2019/08/30/wie-kann-asien-die-schwerwiegende-
luftverschmutzung-beenden-wahrend-die-wirtschaftliche-entwicklung-immer-weiter-
aufschwingt/ (Abrufdatum: 28.03.2021).

HAINSCH, A. (2004): Ursachenanalyse der PM10-Immission in urbanen Gebieten am
Beispiel der Stadt Berlin (Dissertation), URL: https://d-nb.info/970399960/34 (Abrufdatum:
24.03.2021).

KAPPIS, C. (2007): Studie zum wissenschaftlichen Erkenntnisstand über das
Feinstaubfilterungspotenzial (qualitativ und quantitativ) von Pflanzen. Benutzt nach: Wenger,
A. (2015) (S. 41), URL: https://opus.htwg-konstanz.de/frontdoor/deliver/index/docId/307/file/
nachhaltigkeit_industr_umfeld_konferenzband_20160127.pdf#page=41 (Abrufdatum:
25.03.2021).

LUFTBUDE (o.J.): Luftverschmutzung. Gefährliche Folgen für Gesundheit und Umwelt,
URL: https://www.luftbude.de/lueftungswissen/gesundheit/schadstoffe/luftverschmutzung
(Abrufdatum: 26.03.2021).

PETERS, A.; HOFFMANN, B.; BRUNEKREEF, B.; KÜNZLI, N.; JOSS, M.; PROBST-HENSCH, N.; RITZ, B.; SCHULZ, H.; STRAIF, K.; WICHMANN, E. (2019): Die Rolle der Luftschadstoffe für die Gesundheit, URL: https://www.swisstph.ch/fileadmin/user_upload/ SwissTPH/Institute/Ludok/Aktuelle_Berichte/ Rolle_der_Luftschadstoffe_für_die_Geundheit_Expertise_ISEE_ERS_Final.pdf (Abrufdatum: 27.03.2021).

RIPPEL, R. (2012): Emission von Treibhausgasen aus der Landwirtschaft, URL: https:// www.lfl.bayern.de/mam/cms07/schwerpunkte/dateien/ emission_von_treibhausgasen_in_der_landwirtschaft.pdf (Abrufdatum: 26.03.2021).

UMWELTBUNDESAMT (UBA) (2009): Feinstaubbelastung in Deutschland, URL: https:// www.umweltbundesamt.de/publikationen/feinstaubbelastung-in-deutschland (Abrufdatum: 22.03.2021).

WENGER, A. (2015): Feinstaub. Gefahren, gesetzliche Normen und Reduzierungsmaßnahmen. In: Sippel, M. (Hrsg.): Studentische Fachkonferenz 2015. Nachhaltigkeit im industriellen Umfeld, S. 40–44, URL: https://opus.htwg-konstanz.de/ frontdoor/deliver/index/docId/307/file/ nachhaltigkeit_industr_umfeld_konferenzband_20160127.pdf (Abrufdatum: 23.03.2021).

Handout zum Thema:

Feinstaub (Definition, Entstehung und Verbreitung)

Was ist Feinstaub?

- Teilchen in der Luft, die nur langsam zu Boden sinken
- Größenbereich zwischen Milliardstel Metern (nm) und 100 Millionstel Meter (µm)
- Größeneinteilung nach aerodynamischem Durchmesser: Schwebstaub (<60 µm) / PM_{10} (<10 µm) / $PM_{2,5}$ (< 2,5 µm) / technische Nanopartikel (<100 nm)
- Primärfeinstaub z.B. aus Verbrennungsprozessen / Sekundärfeinstaub z.B. aus Ammoniak

Wie entsteht und verbreitet sich Feinstaub?

- Entstehung durch zwei Ursachen: Natürliche Quelle oder anthropogene Quelle
- Natürliche Quellen: Vulkane, Meere, Waldbrände, Pollen, Sporen, Viren, Bakterien, uvm.
  —> Hauptentstehungsquellen: Seaspray, Winderosion, Vulkanausbrüche
- Anthropogene Quellen: Verkehr, Kraft- und Heizwerke, Heizungsanlagen, Bau- und Industrieprozesse, Landwirtschaft
  —> Hauptentstehungsquellen: Kraftfahrzeuge, Landwirtschaft und Industrie, Hausbrand

- Feinstaub kann über mehrere tausend Kilometer transportiert werden - somit globale Verlagerung (Beispiel: Wüstenstürme)
- Verbreitung durch Aufwirbeln der Teilchen durch unterschiedliche Faktoren
- Erdanziehungskraft bewirkt nicht bei allen Teilchen Anziehung (keine Anziehung ab $PM_{2,5}$)

Was für Konsequenzen gibt es?

- Partikel über PM-Standard werden von Nase, Mund, Rachen abgehalten
- Partikel im PM-Standard können in Lunge und Blutkreislauf gelangen
- Erkrankungen wie: Krebs, Lungenerkrankungen, Herzkreislauferkrankungen, Diabetes, Demenz

- Negative Auswirkungen betreffend Klimawandel
- Beeinflusst durch Ablagerung auf Polen und Gletschern das Abschmelzen, die Wolkenbildung und die Niederschlagsverhältnisse
- Beeinflusst den Treibhauseffekt

Wie lässt sich das Problem lösen?

- EU-Grenzwert: Tagesmittelwert bei 50 µg/m3 / Jahresmittelwert bei 40 µg/m3
- Überschreitung des Tagesmittelwertes 35x im Jahr möglich

- Nicht-technische Maßnahmen: Umweltzonen in Städten, Nutzung ÖPNV oder Fahrrad, Geschwindigkeitsbegrenzungen
- Technische Maßnahmen: Rußpartikelfilter in KFZs, verbesserte Abgasreinigung und modernere Entstaubungstechnik in Industrie, verkürzte Mastdauer und Abluftanlagen in Ställen in der Landwirtschaft, optimierte Düngermengen beim Pflanzenanbau

Relevante Literatur:

HAINSCH, A. (2004): Ursachenanalyse der PM10-Immission in urbanen Gebieten am Beispiel der Stadt Berlin (Dissertation), URL: https://d-nb.info/970399960/34 (Abrufdatum: 24.03.2021).

UMWELTBUNDESAMT (UBA) (2009): Feinstaubbelastung in Deutschland, URL: https://www.umweltbundesamt.de/publikationen/feinstaubbelastung-in-deutschland (Abrufdatum: 22.03.2021).

WENGER, A. (2015): Feinstaub. Gefahren, gesetzliche Normen und Reduzierungsmaßnahmen. In: Sippel, M. (Hrsg.): Studentische Fachkonferenz 2015. Nachhaltigkeit im industriellen Umfeld, S. 40–44, URL: https://opus.htwg-konstanz.de/frontdoor/deliver/index/docId/307/file/nachhaltigkeit_industr_umfeld_konferenzband_20160127.pdf (Abrufdatum: 23.03.2021).

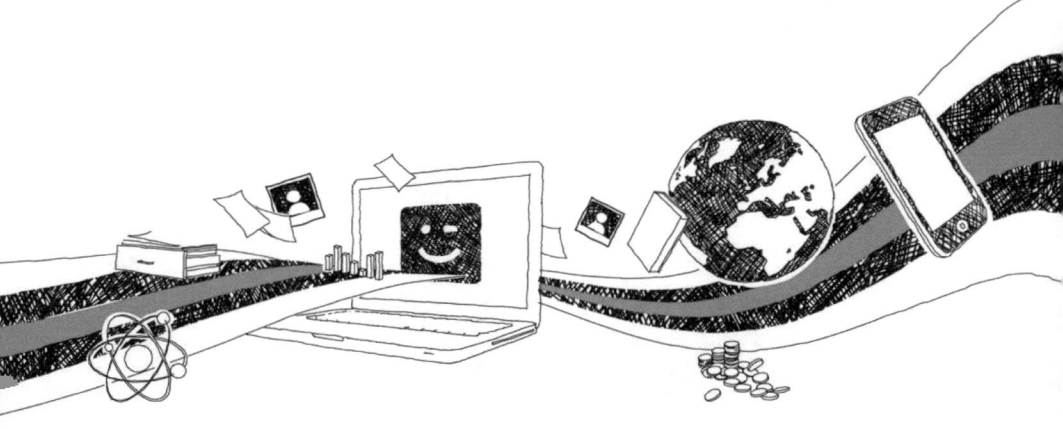
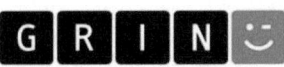